ESSAI

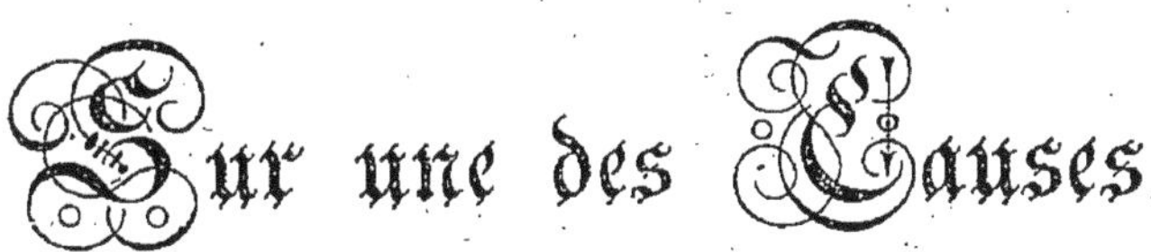

QUI PEUVENT AMENER

LA FORMATION DU CALCUL:

Par M. PROUST, Membre de l'Institut.

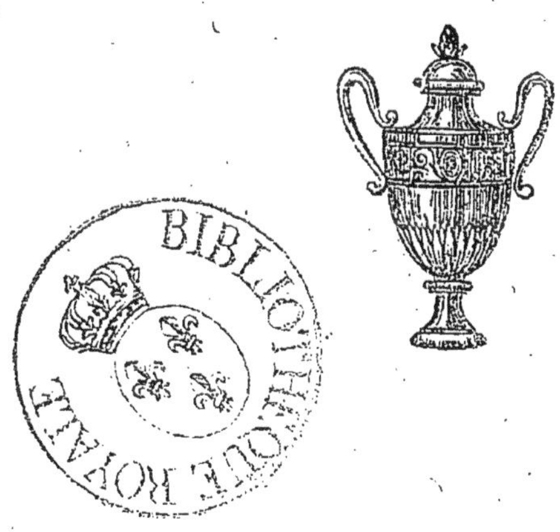

ANGERS,

L. PAVIE, IMPRIMEUR DU ROI.

1824.

ESSAI

SUR UNE DES CAUSES QUI PEUVENT AMENER LA FORMATION DU CALCUL.

MARIE LEROY souffre de la présence d'un Calcul depuis l'âge de 15 ans ; elle en a 31 aujourd'hui. Fortement attachée à ses idées particulières, elle n'a jamais voulu consentir, dans ce long intervalle, à une exploration qui aurait pu mettre son médecin à même de mieux juger sa maladie, et à l'éclairer par conséquent sur les dangers de son obstination. Qu'on juge par-là des progrès que ce Calcul a dû faire pendant l'espace d'environ 16 années. Vaincue à la fin par ses souffrances, autant que par la crainte d'une terminaison funeste, elle a pris le parti de réclamer des secours, et s'est adressée pour cela à M. LAROCHE, médecin aussi distingué par ses lumières, que digne de la considération dont il jouit dans notre département.

M. Laroche s'étant décidé pour la taille vésico-latérale, la Leroy s'est heureusement vue délivrée d'un Calcul effrayant, et bien fait pour justifier la qualification de *Monstrum domi natum* que Vanhelmont donnait aux concrétions des voies urinaires.

Tous les accidens inséparables d'une opération aussi douloureuse, se sont calmés en assez peu de temps. Les règles qui avaient cessé pendant 5 mois, ont reparu, et la fille Leroy se voit depuis ce moment-ci avec une santé passablement rétablie; mais faute peut-être d'assez de patience pour supporter la gêne d'une sonde passagère, elle reste avec la triste sujétion d'une fistule. Conserver un écoulement de cette nature, est sans doute une chose déplorable, d'autant plus que cette fille est bien éloignée d'une aisance qui puisse la dispenser de travailler pour vivre; mais cela n'est-il pas plus supportable après tout, que l'affligeante perspective d'avoir à subir de nouvelles extractions, si, d'après des craintes que n'autorise que trop déjà l'état fâcheux dans lequel ses urines continuent de se présenter, le cours de celles-ci venait à se rétablir par l'oblitération de la fistule.

Nous pourrions dès à présent nous occuper de ces urines, mais d'abord il ne paraîtra point inutile de faire connaître quelques particularités, qui, se rattachant à la nature de ces mêmes urines, n'intéresseront pas moins le chimiste, je crois, que le médecin. Je vais les esquisser le plus brièvement possible, d'après le tableau que M. Laroche a bien voulu m'en communiquer.

L'exploration lui a fait voir que le suintement qui s'écoule de la fistule, étend une sorte d'enduit blanc, d'une apparence crayeuse, sur toute la superficie interne des parties de la génération.

Cet enduit ne se borne point là, il atteint extérieurement les grandes lèvres, avec cette particularité, qu'il donne aux poils l'aspect du givre qu'on voit sur l'herbe à la suite des matinées froides; il s'y attache même avec une adhérence qu'il emprunte sans doute de la mucosité catarrhale que nous verrons abonder dans l'urine. L'extraordinaire va plus loin encore; car si on examine ces poils à la loupe, on découvre qu'ils sont enveloppés d'un cylindre de grains brillans, réguliers, disposés comme ces œufs d'insectes qu'on rencontre quelquefois sur les brins du rosier, de manière qu'une sorte de cristallisation aurait tout l'air d'avoir pris part à cet arrangement.

Aujourd'hui même encore, 20 juin, après cinquante jours écoulés depuis l'opération, l'enduit continue de s'arrêter sur ces parties, malgré tous les soins de propreté qu'apporte notre pauvre fille à soigner son déplorable état. Mais ce qui d'un autre côté n'est pas moins étonnant, c'est de voir que, tandis qu'elle recouvre un embonpoint sensible, le système urinaire ne prend pourtant aucune part à cette amélioration, puisque ses urines continuent de se montrer aussi bouleversées aujourd'hui, qu'elles pouvaient l'être au commencement de notre examen.

De quelle nature actuellement est cet enduit ou plutôt ce précipité, qui ne s'accumule dans la vessie que pour en sortir aussitôt par la fistule? Il est aisé d'y répondre. C'est tout simplement la matière du Calcul qui, ne rencontrant plus le solide auquel elle ajoutait ses couches, va se perdre maintenant dans les urines, où nous en retrouverons en effet les restes : d'où l'on peut conclure, ce me semble, que si jamais l'écoulement de la fistule venait à tarir, il faudrait bien alors que ces matériaux, séjournant dans la vessie, y reprissent aussi toute leur tendance ordinaire à produire un nouveau Calcul. Cela nous paraît même d'autant plus inévitable que, puisque le rétablissement de sa santé ne la garantit point aujourd'hui de la continuation du catarrhe, ce même catarrhe continuera d'opérer dans la suite la décomposition de ses urines, comme il l'a fait pendant l'espace de 16 années; j'ajouterai encore que, s'il m'eût été possible de les examiner quelque temps avant l'époque où elle s'est décidée à réclamer des secours, nul doute alors que je n'y eusse découvert le principe qui les a décomposées et précipitées pendant ce long espace de temps; principe que nous ne voulons pas nommer encore, afin de ne point anticiper sur l'ordre que nous nous sommes proposé de suivre dans ce rapport.

Depuis le moment où l'on m'a remis les premières urines de la fille Leroy, c'est-à-dire, depuis le 20 février jusqu'au commencement de mai, elles se sont toujours soutenues à 15, 20 et 25 degrés de pesanteur spécifique; c'est-à-dire, qu'elles n'ont jamais approché de 60, qui est le terme moyen habituel de celles d'une fille à peu près de son âge, et qui jouit d'une bonne santé. Nous verrons à la suite de ce Mémoire pourquoi j'ai cru devoir comparer entr'elles les urines d'un même sexe.

L'agitation les rend laiteuses, à cause d'une poudre blanche qui s'en sépare d'elle-même; éclaircies, elles sont assez jaunes, comme l'est ordinairement celle des femmes, qui ne passe pas, comme la nôtre, jusqu'à l'orangé. Leur odeur est fortement ammoniacale; elles ramènent au bleu le papier tournesol, rougi d'avance. A l'odeur ammoniacale se mêle souvent aussi la fétidité, qui est particulière à l'hydrogène phosphoré : ce qui les rend passablement infectes. Je n'ai pu cependant y saisir aucune trace de phosphore.

Elles rendent, par la distillation, du carbonate d'ammoniac avec abondance : de là vient qu'elles font, avec tous les acides, une effervescence volumineuse. Ceux-ci en précipitent une fécule blanche, que le sulfurique et le muriatique redissolvent, mais non le nitrique. Cette fécule examinée n'est cependant que la mucosité albumineuse dont nous allons parler.

Aux approches de l'ébullition, il s'en élève une écume glaireuse, filante et tenace, qui peut se redissoudre presque toute entière dans l'eau chaude; mais durant la cuite elle se rapproche sous une apparence de fibrine, que l'eau refuse alors de dissoudre, que les alcalis dissolvent facilement, que les acides en précipitent et redissolvent encore, toujours excepté le nitrique. Du reste, je n'y trouve rien qui la distingue des autres mucilages animalisés. Par le progrès de l'ébullition elle achève de se séparer à peu près toute, sans doute parce que le rapprochement des matières salines lui enlève l'eau qui pourrait la dissoudre. Enfin l'irritation habituelle des organes qui la fournissent, n'en explique que trop clairement l'origine. Quant au tube vaginal, il est lui-même dans un état permanent d'inflammation, à ce que m'apprend M. Laroche; et l'on doit croire alors que le passage continu du carbonate d'ammoniac y contribuera pour beaucoup aussi par ses qualités âcres et caustiques : ainsi du carbonate d'ammoniac, du mucilage catarrhal en abondance, voilà ce qui distingue déjà les urines de cette fille. Quant à ce qui leur manque du côté de la densité, nous en verrons bientôt la cause.

Mais comme pour mieux concevoir les changemens que l'état morbide imprime à ces urines, il faut nécessairement continuer de les comparer à celles des femmes en santé, je vais commencer d'abord par établir ceci, savoir : que ces dernières donnent invariablement le *nitrate uréique* avec l'acide nitrique, quand on les essaie sous de certaines densités, tandis que les nôtres essayées sous les mêmes densités, ne répondent point du tout à cet appel : voyons les faits. Par exemple, nos urines prises à 36 degrés, qui est leur terme moyen habituel, ne fournissent point avec cet acide le nitrate en question ; celles qui sont à 40, à 50 et à 60, ne le fournissent point encore ; et alors il faut absolument qu'elles atteignent 70 et 72 de densité, pour pouvoir le faire paraître. Passons maintenant à l'urine des femmes.

On les voit produire ce nitrate dès qu'elles sont à 50 degrés, quelquefois même dès 45, et à plus forte raison quand elles arrivent à 60, qui est le terme moyen habituel de leur densité : il y a donc par conséquent une différence frappante entre l'urine des deux sexes, quant à la propriété de produire le nitrate d'urée. Donc, puisque l'une et l'autre urine ne le fournissent point de la même manière, malgré l'attention de ne les essayer qu'à même densité, il faut en conclure que l'urine des femmes spécialement, est plus abondante en urée que la nôtre; donc enfin, pour bien juger des altérations que l'urine de la fille Leroy a pu essuyer dans la proportion de son urée, c'est incontestablement à celle d'une fille en santé qu'il fallait la comparer. Voici actuellement le résultat de cette comparaison.

L'urine de la Leroy n'arrivant, comme nous l'avons vu, ni à 50 ni à 60 de densité, j'ai dû la porter à ce point en la concentrant; par-là, je l'ai débarrassée d'abord du carbonate d'ammoniac, puis du *mucus* catarrhal, sans porter atteinte à l'urée, si tant est qu'elle en contient : mais ça a été bien en vain, car, essayée avec l'acide nitrique, elle n'a répondu ni à 70 ni à 100, ni même après avoir été rapprochée de la consistance d'extrait autant qu'il était possible. L'urée manque donc, et manque en effet totalement à l'urine de la fille Leroy. Voilà bien évidemment la cause de sa moindre pesanteur spécifique, comparée à celle d'une femme en santé; d'où l'on peut tirer maintenant cette conséquence : c'est que le système urinaire est affecté chez elle d'une maladie chronique qui transforme l'urée en carbonate, soit à mesure que l'urine descend dans la vessie, soit peut-être que cette métamorphose ait lieu dès l'organe même où commence la sécrétion. Il serait superflu maintenant de s'arrêter aux effets de ce carbonate, et par conséquent à la précipitation du phosphate de chaux qui est son ouvrage, comme à la conversion de l'acide urique en urate d'ammoniac : voilà quels sont définitivement les deux produits qui se séparent de l'urine de la Leroy, sous la forme de poudre blanche.

Si par exemple on devance les effets de la putréfaction, en ajoutant de l'ammoniac à une urine de femme qui marque 60 degrés ou plus, on voit paraître de ce Calcul artificiel jusqu'à 24 grains par livre, tandis que le phosphate de chaux seul qu'elle aurait pu fournir, ne passerait guère 12 grains. Ce mélange est insoluble dans l'eau, il n'est donc pas de nature à rassurer les calculeux contre le danger de faire arriver des alcalis jusque dans la vessie. Cela n'empêche pas cependant qu'on ne parvienne à enlever de l'urate d'ammoniac aux Calculs qui en contiennent, mais cela dépend aussi de quelques propriétés des urates alcalins auxquels je ne m'arrêterai pas, parce qu'ils sont assez connus des chimistes.

Nous avons déjà dit que c'est l'absence de l'urée qui occasionne la moindre pesanteur des urines de la fille Leroy, ajoutons que c'est encore à cette même cause qu'il faut attribuer la différence qu'il y a de leur extrait à celui des urines de santé. Celles-ci, par exemple, fournissent abondamment l'espèce de produit sirupeux qui est, si l'on peut dire ainsi, le réservoir de l'urée; mais il n'en est point de même de l'urine morbide. Cette dernière donne au contraire ses premières cristallisations presque à découvert, et le produit sirupeux ou extrait dont nous parlons n'offre plus alors à l'examen que la résine qui donne sa saveur, son odeur et sa couleur aux urines.

Quant aux produits salins, je n'y ai pas aperçu de différence; c'est le double phosphate d'ammoniac et de soude qui s'y montre le premier, comme il a coutume de faire avec les urines ordinaires : viennent ensuite les muriates, etc.

Si par conséquent on distille avec un acide sulfurique aqueux l'extrait noir égoutté des cristallisations de l'urine de la Leroy, et passé convenablement par l'alcohol, on en obtient d'abord du vinaigre rembruni par quelques gouttes d'une huile rousse qui lui communique une odeur succinée ou résineuse ; puis en poussant la distillation, paraissent des flocons neigeux d'acide benzoïque, puis enfin de l'acide muriatique, mais sans mélange aucun d'acide sulfureux. Et pour la résine, séparée par ce moyen des acétate, benzoate et muriate d'ammoniac qui la retenaient, elle nage et finit par s'attacher comme des gouttes de poix noire aux parois de la retorte.

Le résidu de cette distillation est du sulfate d'ammoniac; on l'égoutte pour en écarter une eau mère, acide, dont on achève de séparer de la résine en la saturant avec un alcali; mais si au lieu d'acide sulfurique on y applique le muriatique, tous les produits que nous venons de citer sont absolument les mêmes. L'urée d'ailleurs ne fournissant rien de semblable avec ces deux acides, à quel autre principe des urines pourrait-on en effet attribuer cette résine, si ce n'est à la résine elle-même? Je ne dois pas oublier de dire qu'à une époque encore voisine de l'opération, l'extrait de ces urines exhalait une odeur d'osmazome si décidée, qu'elle étonnait ceux à qui on la présentait. Sans doute qu'alors des chairs encore saignantes pouvaient en laisser couler quelques parties avec les urines.

Si à présent nous résumons les résultats de notre analyse, nous en concluerons que les urines de la fille Leroy diffèrent de celles des personnes de son sexe, d'abord par un défaut de densité qui dérive de l'absence de l'urée; secondement par du carbonate d'ammoniac qui en a pris la place; troisièmement par une quantité considérable de *mucus* catarrhal bien connu, que j'avais déjà rencontré et plus abondant encore dans les urines d'une Dame sujette aux graviers; quatrièmement enfin, l'acide urique ammoniaqué et le phosphate de chaux réunis sous la forme du précipité dont nous avons parlé. Puisque l'occasion s'en présente, n'oublions pas de citer un fait qui pourra donner matière à réfléchir à bien des médecins, les Anglais surtout, qui vacillent encore aujourd'hui entre les acides et les alcalis dans le traitement des sables et des graviers : c'est que, parmi ceux que me fit remettre cette Dame, l'un pesant 28 grains était d'acide urique pur, tandis que l'autre pesant 17 se trouva être du phosphate de chaux. Et enfin, à pareilles réflexions on pourrait ajouter encore celles qui suivent.

Si la présence, si la formation, si l'arrivée de l'ammoniac dans les urines ne peut pas moins que d'y occasionner la précipitation de deux principes qui, comme le phosphate de chaux et l'urate d'ammoniac, aussi insolubles l'un que l'autre, ne sont propres pourtant qu'à jeter les fondemens d'un Calcul, c'est-à-dire, d'un malheur que l'on voudrait prévenir.....; que serait-ce donc des autres alcalis salins ou terreux qu'on s'imagine pouvoir introduire si facilement dans la vessie ? Ne nous y fions pas, car la nature nous donne à cet égard une leçon qui serait, ce me semble, bonne à suivre. C'est que si le carbonate de soude circule habituellement dans le sang, l'action vitale prend cependant bien garde de le laisser arriver jusqu'aux voies urinaires, où en effet on ne le rencontre jamais, tant il est de son intérêt de ne pas saturer plus l'acide urique déjà si redoutable à cause de son peu de solubilité, que le phosphorique dont le rôle est d'assurer incontestablement l'expulsion du phosphate de chaux. Et enfin quand il serait vrai que l'alcali qu'on administre à un malade, pût y arriver aussi sûrement qu'on le pense, sans être arrêté par une multitude de saturations auxquelles on ne pense pas, est-il bien certain, d'un autre côté, que le développement insolite d'ammoniac qui en serait la suite, n'ajouterait rien aux désordres inflammatoires qui tourmentent déjà si douloureusement la membrane interne de la vessie ? Parlons maintenant du dépôt blanc.

Connaître la nature du précipité que peut fournir une urine saturée d'ammoniac, c'est, comme nous l'avons dit, connaître déjà les urines de la Leroy.

Le dépôt des siennes en effet n'en diffère pas, excepté pourtant qu'on y trouve un peu de magnésie, du reste ni oxalate, ni sulfate de chaux : d'où l'on peut conclure que la magnésie pourra se rencontrer dans le Calcul dont il nous reste à parler.

Si par exemple on applique l'acide hydrochlorique à ce dépôt, on le voit s'y dissoudre promptement, mais non sans un peu d'effervescence, parce que, quoique le carbonate de chaux n'existe dans aucune urine, on le trouve cependant dans beaucoup de Calculs; car il suffit que le phosphate de chaux se trouve en contact avec le carbonate d'ammoniac, pour qu'il puisse se changer en carbonate de chaux.

Par l'application de l'acide hydrochlorique, on

parvient donc à séparer l'acide urique; avec le nitrique, non; car ce dernier, même au-dessous de quatre degrés, le convertit rapidement en acide carbonique, en oxalate et en nitrate d'ammoniac; après quoi reste ce produit qui donne par une chaleur forte le pourpre de schéele dont les chimistes ne me paraissent point encore avoir une idée nette.

Je crois aussi ne pas devoir passer sous silence les faits qui suivent, parce que je ne sais s'ils sont généralement connus. Lors par exemple qu'on essaie la potasse sur un produit calculeux dans lequel on soupçonne l'acide urique, il est possible qu'on ne réussisse pas à l'en retirer. Voici pourquoi :

Cent grains d'acide pur dissous à chaud dans la potasse n'en rendirent après saturation avec l'acide muriatique, que 86 grains; ceux-ci traités de nouveau avec la potasse se réduisirent à 78; mais aussi à la place de ce qui manque, on trouve d'un côté beaucoup d'ammoniac qui se dissipe, de l'autre tout l'acide carbonique qui alors convertit la potasse en carbonate.

Cent grains d'un Calcul urique assez pur rendirent 95 d'acide urique, lesquels passés de nouveau par la potasse, se réduisirent à 84; donc 11 de perte.

Cent grains d'un autre Calcul peu différent rendirent 91 d'acide urique. Une nouvelle dissolution réduisit les 91 à 85; une troisième réduisit ceux-ci à 64 : donc 21 de perte. Les lavages peuvent bien en restituer un à deux grains, mais pas plus; donc etc., etc. : d'où il suit que l'évaluation de cet acide par la potasse n'a rien d'assuré.

Quoiqu'occupé de ces urines dès le 20 février jusqu'au 20 juin, c'est-à-dire, pendant 4 mois, je n'ai pourtant pu recueillir qu'environ 72 grains de leur précipité. Il faut en dire ici la raison. Ceux par exemple qui savent ce que c'est qu'une fistule urinaire chez les femmes, n'auront pas de peine à concevoir qu'une personne qui souffre de cette maladie, a besoin de toute sa patience pour permettre qu'on recueille sous elle de ces gouttes bien infectes auxquelles sa volonté ne commande plus. A cet égard, on n'a point eu à se plaindre de la docilité de la Leroy, activement encouragée d'ailleurs par une bienfaisance qui ne s'est pas rallentie un seul instant chez les personnes qui ont eu connaissance de ses peines. Je ne pouvois donc guère compter d'après cela que sur une once au plus d'urine par jour. Ce qui en outre s'arrêtait du dépôt crayeux sur le trajet qu'elles humectaient, diminuait d'autant ce qui pouvait s'en ramasser dans les vases. Si par exemple une livre d'urine à 60 degrés, qu'aurait fournie son sexe, peut donner jusqu'à 24 grains de précipité par l'ammoniac, il est évident que je pouvais compter dès-lors sur six fois 24 grains de dépôt séparés des 120 onces d'urine que la Leroy m'avait fait remettre pendant 4 mois; ajoutons à la perte qu'on a indiquée plus haut, celle qui va suivre; c'est que ses urines durant ces 4 mois, n'ont cessé de varier entre 15, 20, 30 et

40 degrés, bien éloignés comme on le voit de 60. Je n'ai donc pu d'après cela soumettre à des recherches bien étendues les soixante et quelques grains du dépôt que j'en ai recueillis.

Mais si je voyais que ce dépôt m'allait manquer, je fondais d'un autre côté toutes mes espérances sur le Calcul de la Leroy, et avec d'autant plus de raison sans doute, qu'entre cette énorme concrétion, ce *Monstrum horrendum* dans son espèce et les fluides urineux qui l'avaient alimenté pendant seize années, j'entrevoyais déjà des rapports de filiation intéressans à saisir, et propres vraisemblablement à étendre nos connaissances sur les causes toujours si obscures du Calcul. L'on peut reconnaître en effet que l'examen de ces urines n'avait pas jusque-là trop mal répondu à mon attente. Voyons maintenant. Un Calcul de douze onces scié, comme je l'avais proposé, de manière à en tirer deux hémisphères, l'un pour figurer dans les collections, et l'autre pour fournir aux recherches de la Chimie, il y avait là de quoi satisfaire à l'ambition de tous les analystes de ce monde, mais il n'y avait donc alors aussi aucun motif de m'enlever une initiative à laquelle je me flattais d'avoir quelques droits.....! je me trompais; toutes les prévenances de l'urbanité poussées de mon côté jusqu'à communiquer le bulletin de mes observations sur les urines à mesure qu'elles m'arrivaient, n'ont pu me garantir de cet oubli, et j'appris que le Calcul, peut-être même aussi jusqu'à mes bulletins, tout était parti mystérieusement pour Paris.

Ce désappointement rappelant tout-à-coup mes idées sur le passé, je me suis souvenu que plusieurs Calculs que j'avais reçus autrefois des professeurs de Madrid, pourraient encore m'aider à combler cette lacune. Leur analyse déjà ancienne il est vrai, bien que non publiée, ne pouvait donc, ai-je pensé, me conduire qu'à des conséquences peu différentes de celles que j'aurais tirées du Calcul de la Leroy, puisqu'ils étaient aussi de l'espèce de ceux qui doivent une partie de leurs élémens à l'intervention de l'ammoniac. Je vais d'après cela en donner un précis, sans toutefois entrer dans les détails de leur analyse, parce que cela n'aurait rien de nouveau pour l'art.

Si par exemple le Calcul de la Leroy a pu prendre naissance au milieu d'urines ammoniacales, nul doute à présent, qu'une partie des combinaisons qu'on y découvrira, ne participe aussi de cet alcali; mais l'ammoniac déjà s'est présenté dans des milliers de Calculs, et il n'y a plus rien là de nouveau pour la Chimie. L'ammoniac en effet, n'existant point dans les urines de la santé, aucune analyse ne pouvait donc nous révéler l'origine de celui qu'on trouve dans la composition de tous ces Calculs; et bien certainement il n'a pas fallu moins que le hasard de la maladie de la fille Leroy pour nous approcher de la solution de ce problême.

Nous en tirerons enfin cette conséquence : c'est que tous ces composés qui, tels que les urates, les phosphates, les oxalates, les carbonates, etc., qu'on trouve et qu'on trouvera éternellement dans tous les Calculs à venir, ne seront en dernière analyse que le résultat de diverses saturations occasionnées par l'alcalescence de l'urée, par une altération morbide de cet élément qu'on n'avait point encore soupçonné jusqu'ici capable d'influer activement dans les maladies calculeuses. L'acide urique donne à lui seul des Calculs, il est vrai; mais si l'alcalescence de l'urée survient, elle y ajoute par ses précipités; et ceux-ci donnent aussitôt ces différences de couches, ces interruptions qu'on voit si fréquemment dans leur texture.

Calcul donné par le professeur ORTEGA, *du poids de 4 onces.*

Urate d'ammoniac.	14
Muriates de soude et d'ammoniac.	14
Carbonate et phosphate de chaux.	70
Matière animale cornée et silice.	1
	99

Calcul donné par l'abbé CAVANILLÈS, *pesant* 18 *gros.*

Urate d'ammoniac.	4
Phosphate de chaux avec trace de sulfate. . .	2
Muriate de soude.	2
Acide urique.	91
Matière cornée.	1
	100

Calcul du cabinet du Roi, pesant 4 onces.

Urate d'ammoniac. 3
Acide urique. 96
Matière résineuse jaune des urines;
Follicules de matière cornée. 1
Et pas un soupçon de sels terreux.

Calcul donné par le docteur Franseri, *secrétaire de l'Académie de Médecine, pesant* 3 *onces.*

Urate d'ammoniac.	5
Acide urique.	94
Follicules cornées.	1
	100

Pas un soupçon de sels terreux.

Calcul donné par le docteur Luzuriaga, *pesant* 9 *onces, très-volumineux.*

Urate d'ammoniac. 5
Acide urique. 95
Follicules cornées;
Matière résineuse fauve des urines;
Un soupçon de sulfate de chaux;

Pas un vestige de phosphate terreux, encore moins de muriates, puisque sa lessive, chose étonnante, troublait à peine la solution d'argent.

Peut-on douter maintenant que le carbonate

d'ammoniac n'ait contribué à la formation de ces Calculs, et que l'altération de l'urée ne soit par conséquent une des causes fréquentes de cette maladie, puisqu'il est certain d'ailleurs qu'aucun des sels ammoniacaux de l'urine ne peut céder son ammoniac à l'acide urique. Mais il n'est pas aussi aisé peut-être d'expliquer pourquoi le phosphate de chaux, ou sa précipitation par l'ammoniac, ne figure point dans plusieurs de ces Calculs. Sans doute que ce phosphate s'échappera souvent par les urines; et l'on peut croire alors que, sous ces apparences que l'on appelle *jumenteuses*, et qu'on observe quelquefois chez les calculeux, il parvient de la sorte à se soustraire aux concrétions qui se forment dans la vessie. On peut donc juger de-là encore, combien il sera utile dans la suite d'examiner l'urine des calculeux, avant d'arriver au jour de l'opération qui les délivrera de leurs souffrances. J'en ai sous la main un exemple : je le dois à l'amitié du docteur GARNIER, qui a bien voulu me faire passer les urines suivantes.

M. Vollaige, homme de 78 ans, a déjà été opéré deux fois; il le serait encore aujourd'hui si son médecin voulait répondre à ses instances. J'ai examiné ses urines deux fois, le 25 mai et le 8 juin. J'y ai trouvé de moins, d'abord l'acide urique, puis le phosphate de chaux en bien moindre proportion que dans celles d'un homme sain, prises l'une et l'autre à un même degré de densité. Qu'en concluerai-je ? Son médecin dit : Il faut donc que le Calcul de M. Vollaige s'accroisse de tout ce qui manque à ses urines !

Aujourd'hui 3 juillet, ses urines se sont montrées sous un aspect plus fâcheux ; car si dans les examens précédens elles conservaient encore un reste de phosphate de chaux, je n'en trouve plus en ce moment : elles sont même décidément ammoniacales; ce qui me porte à croire que son Calcul augmente dans une proportion plus rapide qu'auparavant. Ceci les rapproche comme on voit de celles de la fille Leroy, mais avec cette différence que leur précipité reste dans la vessie ; aussi ses urines ne présentent-t-elles aucun dépôt. Mais si on leur mêle de l'ammoniac, on voit paraître des flocons qui, le lendemain, se trouvent être de l'albumine, avec cette viscosité qui permet de l'enlever toute entière. Elles ont pourtant encore de l'urée, mais ce n'est qu'après avoir été amenées à consistance de sirop, qu'on la découvre.

Encore un mot sur le phosphate de chaux. Les dépôts terreux ne sont point rares dans les maladies urinaires; le docteur W. PROUT en rapporte plusieurs cas. Mais si d'un côté ses narrations intéressent le médecin, elles ne satisfont point autant l'analyste : car, ayant eu dans sa pratique bien des occasions d'apercevoir de ces sédimens, toujours il suppose que ce sont des mélanges de phosphate de chaux et de phosphate ammoniaco-magnésien, et pourtant jamais il ne se donne la peine de le prouver.

Calcul d'un fermier de M. Dubeaubril, donné par le docteur GARNIER, *d'environ 3 onces, très-dur, très-effervescent, d'un blanc pur et cristallin.*

L'eau lui enleva 16 centièmes d'urate d'ammoniac; le reste, passé par la potasse, se réduisit à 56 parties d'un mélange de phosphate et carbonate calcaires: donc 28 en acide urique, que je précipitai par l'acide muriatique; mais je n'en recueillis que 10 grains; il y en eut donc au moins 18 de détruits. Ce Calcul contenait aussi de la silice.

Pinard, laboureur du canton de Saint-Laud, souffrait du Calcul. Il s'aperçut au bout de quelque temps que ses urines entraînaient un dépôt blanc considérable. Lui-même il s'avise de le séparer en les passant par un linge. M. le docteur Maugars a eu la complaisance de me le remettre; c'était un mélange d'urate d'ammoniac et de phosphate de chaux. Il paraît que son Calcul s'est exfolié, qu'il s'est comme fondu de lui-même au point de s'écouler par les urines. *Fortunatus et ille :* car j'apprends qu'il ne s'en est plus ressenti.

Voici actuellement un sommaire sur quelques Calculs qui, tout étrangers qu'ils sont à notre objet, pourront néanmoins mériter l'attention des chimistes.

Calcul de marbre.

J'appelle ainsi un Calcul d'environ 6 onces, que je dus à l'obligeance du docteur SOLDEVILLA, médecin de Madrid. Sa dureté était telle, que je ne pus le rompre qu'à coups de marteau sur l'enclume. Sa cassure était lisse et unie comme celle des pierres à bâtir, les plus dures qu'on connaisse, celle par exemple qu'on appelle à Madrid, pierre de Colmenar, avec laquelle on a bâti le palais du Roi.

Sa composition était carbonate de chaux. .	74
Phosphate de chaux.	18
Acide urique, un soupçon.	x
Silice, assez abondante.	x
Sulfate de chaux, un soupçon.	x
Matière cornée.	1

Fourcroy, Vauquelin, Pearson, Brugnatelli, Proust, etc., ont souvent rencontré le carbonate dans les concrétions calculeuses; mais, dès-lors aussi, quel bouleversement ne faut-il pas supposer dans le système urinaire, quand on se rappelle que jamais les urines ne contiennent ce carbonate; que leur renouvellement, leur agitation continuelle n'ont pu empêcher ses molécules de s'attirer avec une force de cohésion qui ne cesse d'étonner?

Calcul avec urate de soude.

On le conservait au cabinet de Madrid, non pas entier, mais en fragmens conchoïdes, blancs, si légers, si fragiles, qu'il est douteux qu'on ait pu l'extraire d'un sujet vivant. Le Directeur m'en accorda quelques morceaux. Son analyse m'a paru mériter ici quelque détail.

1.° Il n'exhalait aucune odeur ammoniacale au contact de la potasse ; l'eau bouillante lui enleva 25 pour cent de matières solubles ;

2.° Cette lessive évaporée rendit six grains de sulfate de chaux, bien cristallisé ;

3.° L'acide muriatique appliqué à la liqueur, en sépara six grains d'acide urique ;

4.° Et par la concentration du reste, j'obtins du muriate de soude pur. Donc les 6 grains de sulfate une fois séparés, les 19 grains restans étaient de l'urate de soude.

Les soixante - quinze restans après le premier lavage, traités avec l'acide muriatique, rendirent 72 d'acide urique ; encore un grain de sulfate de chaux, mais pas un vestige de phosphate ; puis encore 2 grains de la matière animale cornée, que j'ai si souvent rencontrée dans les Calculs.

L'urate de soude existe dans le tuf qui se sépare des articulations des goutteux ; on l'a aussi rencontré dans des Calculs : j'en trouve un exemple dans l'ouvrage du docteur MARCET.

Calcul d'Iguane.

Il a été analysé par M. VAUQUELIN. Je ne le cite ici que parce qu'il vient confirmer sa découverte.

Ce Calcul que je trouvai dans les réserves du cabinet de Madrid, était en fragmens tendres, cristallins, et d'un blanc uniforme. Je l'ai trouvé composé d'urate d'ammoniac. 24

Acide urique, séparé de la lessive. 3

Sulfate de chaux qui s'en sépara par cristallisation. 2

Acide urique. 61

Parties terreuses dissoutes par l'acide hydrochlorique. 9

99

Ces dernières étaient un assemblage de sulfate de chaux et de magnésie : tout se dissolvit sans la moindre effervescence; mais comme je ne présume pas que la magnésie y fût à l'état de chaux, je pense que dans l'origine elle était unie à l'acide urique. Ce Calcul était donc :

Sulfate de chaux;

Urate d'ammoniac;

Urate de magnésie; le tout empâté dans un grand excès d'acide urique. Ainsi le changement de l'urée en ammoniac est peut-être aussi une maladie chez ces animaux.

Terminons ce rapport déjà bien long, sans doute, par quelques considérations sur l'urée et l'acide urique.

Si l'urée à peine échappée de la circulation, puisqu'en effet on l'a découverte dans le sang, si ce produit peut se changer en carbonate et devenir une cause des maladies calculeuses, c'est qu'on la voit aussi subir ce changement lors même qu'elle n'est qu'en dissolution dans l'eau. J'étais loin cependant d'en présumer la possibilité, quand j'ai vu le fait tout récemment confirmé par VAUQUELIN. Je viens pour cela d'examiner celle que je conserve depuis environ trois ans, et j'y découvre la même transformation; mais il est une limite, je crois, où cette décomposition s'arrêtera d'elle-même; ce sera, par exemple, quand l'ammoniac et l'urée se rencontrant dans un rapport convenable, produiront un *uréate* d'ammoniac. Et en effet, puisqu'il peut se former, comme nous le verrons dans un autre travail, des *uréates* à base d'oxide métallique, il pourra donc s'en former aussi d'alcalins, de calcaires, de baritiques, etc.

Décomposition spontanée de l'acide urique.

Mais l'acide urique lui-même, ce composé si peu soluble et qui paraîtrait devoir emprunter de-là beaucoup plus de stabilité que l'urée, ne le voit-on pas changer d'état aussi facilement et même beaucoup plus vîte que cette dernière? Voici deux exemples de ce que j'ai découvert.

On conserve dans l'eau, au fond d'un flacon d'une livre environ, une once de poudre d'un de ces calculs uriques qui n'ont que 2 à 3 centièmes de phosphate, et on garde le tout au soleil, en juillet ou août. Au bout de sept à huit jours, à peu près, l'on aperçoit que cette poudre se gonfle, que des bulles s'en échappent, qu'il se forme une espèce de champignon spongieux que ces mêmes bulles élèvent jusqu'à la voûte du flacon, après quoi enfin, il retombe au fond de l'eau, parce que les gaz ne le soutiennent plus. Pour le tirer actuellement du flacon, on le déchire avec une baguette, on le jette sur un filtre, puis on le lave avec un peu d'eau froide; mais si on le laisse tomber dans l'eau chaude, il s'y dissout complètement. On évapore, et ce qu'on recueille à la fin, c'est un mucilage pur et simple, une sorte de gomme qui n'a aucun caractère particulier que celui de n'être ni gélatine ni albumine.

L'eau du flacon se trouvant chargée de carbonate d'ammoniac, je distillai : resta ensuite un résidu assez riche en acétate d'ammoniac; car l'ayant traité avec un peu d'acide sulfurique, il en sortit un vinaigre d'une odeur pure, d'une saveur franche et même assez abondant. Quant au Calcul, ces changemens l'avaient analysé au point que je ne trouvai plus à sa place que les deux ou trois centièmes de phosphate dont j'ai parlé au commencement. Tels sont les produits de cette décomposition, puis un gaz que je présume être carbonique.

J'ai répété ces essais sur le sédiment rouge qu'on obtient en mêlant quelque filets d'acide aux urines. Les résultats en furent les mêmes. Une pinte d'eau qui recouvrait environ six à sept gros de ce sédiment, se trouva chargée de carbonate d'ammoniac. Le restant de sa distillation, traité avec l'acide sulfurique affaibli, donna du vinaigre. L'éponge muqueuse fut aussi la même; et l'alcohol appliqué au résidu de la distillation précédente, me fit retrouver un reste de son mucilage. Quant à la partie du sédiment non altéré qui resta sur le filtre, c'était un reste de sable urique, et du phosphate de chaux, dont une partie s'était échangée en carbonate, effet ordinaire du carbonate d'ammoniac sur ce phosphate. Telle est la métamorphose que subissent sous l'eau tous les sédimens rouges ou briquetés des urines. Pour s'en procurer on peut user du moyen suivant, à l'aide duquel j'ai pu en accumuler une assez grande quantité : c'est de jeter dans un bocal de cinq à six pintes toutes les récoltes d'urine du matin, auxquelles on ajoute d'abord un filet d'acide sulfurique. Quand il est plein et qu'il a eu deux à trois jours de repos, on le vide par inclinaison, afin de retenir au fond les dépôts; puis on recommence ainsi jusqu'à ce qu'on en ait une provision suffisante. Je dois prévenir actuellement que, quand les chaleurs commencent à se faire sentir, on est souvent forcé d'arrêter, à cause de la disposition que montre le sédiment à changer d'état, malgré qu'il soit au fond d'une urine acidulée. On lui reconnaît en effet cette tendance, à l'aspect glaireux qu'on lui voit prendre, et aux bulles qui commencent à s'en dégager. Je dois prévenir enfin qu'on ne découvre plus aucune trace d'acide urique, ni d'urate d'ammoniac dans les produits que j'énonce. Ainsi,

1.° Un mucilage dont l'odeur est animalisée quand on essaie de le brûler;

2.° De l'ammoniac ;

3.° De l'acide carbonique;

4.° De l'acide acéteux;

5.° Le gaz incoërcible qui infecte les liqueurs d'une fétidité détestable et très-analogue à celle que fournit le muscle de bœuf, gardé sous l'eau dans une cloche ;

6.° Puis enfin la résine noire des urines qu'on trouve dans le résidu ; car c'est elle aussi qui donne la couleur de bois aux Calculs uriques ; mais un Calcul où elle abonde spécialement, c'est le mural. Le docteur NÉGRIER a eu la complaisance de m'en donner un, qui est aussi noir que si on l'eût roulé dans la suie. Il contient l'oxalate de chaux, comme tous les autres, mais surtout la résine urique en assez grande proportion.

Je conserve sous l'eau de l'acide urique purifié, depuis trois ans; il n'a pas changé dans la première année; dans la seconde il a commencé à se gonfler un peu, mais surtout à se vergeter de taches pourpres, assez belles. Elles me paraissent augmenter maintenant (1.er juillet), et j'espère en obtenir à la fin des résultats plus abondans, parce que je vois une poudre d'un rouge vif occuper le fond du flacon, et des bulles de gaz partir du même point. Cette expérience n'assujétissant à aucun travail, je désire bien qu'on la répète, parce que le temps qu'elle me paraît exiger, pourrait peut-être me manquer.

Je crois utile de dire ici comment on essaie les urines avec l'acide nitrique. On verse la hauteur de six lignes d'acide à quarante degrés dans un petit vase à liqueur, puis on y laisse couler doucement une ou deux lignes, au plus, de l'urine simple ou concentrée qu'on veut soumettre à cette épreuve. Souvent, en moins d'un quart-d'heure, les cristaux de nitrate uréique paraissent, et au plus tard du jour au lendemain.

Evaluation de leur pesanteur.

Le flacon dont je me sers contient exactement trente-un gros d'eau de pluie; je le remplis d'urine et vois de combien de grains celle-ci l'emporte sur l'eau. Si, par exemple, elle pèse trente-six grains de plus, ce qui est le terme moyen habituel de nos urines de nuit, je dis : elle est à 36 degrés, et ainsi de toute autre que ce soit. Dans un Mémoire qui suivra celui-ci, je tâcherai de faire voir combien il serait important de commencer par cette comparaison toutes les recherches qu'on pourrait vouloir entreprendre sur les urines.

P. S. Les lecteurs qui ont pu prendre quelque intérêt à ce Mémoire, et par conséquent à la personne qui en est le sujet, ne seront pas fâchées, je pense, d'apprendre à quelle hauteur en sont ses espérances, aujourd'hui 20 juillet.

Ses dernières urines qu'on m'a remises continuent d'être tout aussi décomposées que le premier jour (20 février), où je les examinai. C'est toujours du carbonate d'ammoniac en abondance, du dépôt calculeux, etc.; c'est-à-dire, que dans l'espace de cinq mois, elles n'ont pas fait le moindre progrès vers leur rétablissement. Qu'en conclure? Ne pas guérir d'une fistule qui infecte tout ce qui l'approche, c'est une perspective accablante ; mais en guérir aussi, ce ne peut être que pour recommencer un second Calcul ! Marcher entre ces deux écueils et marcher sur un abîme, c'est la même chose. Espérons que les personnes bienfaisantes qui l'ont soutenue jusqu'à ce moment, continueront de la secourir, et ne l'abandonneront pas dans une infirmité des plus horribles qu'on connaisse, et qui ne finira, sans doute, qu'avec sa vie. Je fais des vœux pour qu'on lui assure du pain, mais du linge surtout ; car je ne sais pas si, dans sa position, ce second besoin ne l'emporte pas sur le premier.

www.ingramcontent.com/pod-product-compliance
Ingram Content Group UK Ltd.
Pitfield, Milton Keynes, MK11 3LW, UK
UKHW012122240726
13965UKWH00005B/1914